AF467938

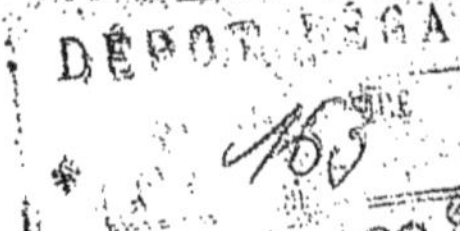

TRAITEMENT

DES

FRACTURES DU CRANE

Communication à la Société de Médecine de Rouen

(8 JUIN 1903)

Par M. le Docteur CH. STEEG

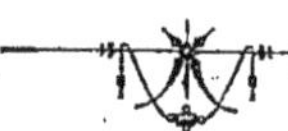

DIEPPE
IMPRIMERIES CENTRALE ET DELEVOYE RÉUNIES
7, Rue des Tribunaux, 7

1903

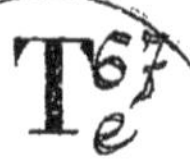

TRAITEMENT

DES

FRACTURES DU CRANE

Communication à la Société de Médecine de Rouen

(8 JUIN 1903)

Par M. le Docteur Ch. STEEG

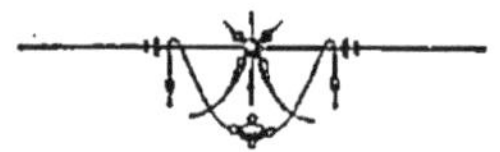

DIEPPE
IMPRIMERIES CENTRALE ET DELEVOYE RÉUNIES
7, *Rue des Tribunaux*, 7

1903

TRAITEMENT

DES

FRACTURES DU CRANE

Communication à la Société de Médecine de Rouen

(8 JUIN 1903)

En présence d'un blessé sans connaissance, qui à la suite d'un choc violent sur la tête présente une déchirure plus ou moins étendue du cuir chevelu permettant d'apercevoir ou de sentir une légère fissure du crâne, qui perd du sang par le nez et par l'oreille, quel traitement doit-on instituer ?

Faut-il se borner à faire l'asepsie de la plaie cranienne, nettoyer du mieux qu'on peut l'oreille, les fosses nasales et le pharynx et attendre soit une guérison parfois simple et rapide, soit une mort quelquefois prompte, quelquefois lente, soit enfin que des accidents plus ou moins localisés de compression ou d'infection ne viennent nous tirer d'embarras et nous imposer une intervention dont la nécessité alors sera nettement démontrée pour tout le monde ?

Le cas que j'envisage se rencontre fréquemment et il n'est pas douteux que la période d'automobilisme à outrance que nous traversons en ce moment ne vienne d'ici peu remettre cette question à l'ordre du jour des préoccupations chirurgicales. Et cela d'autant plus que l'accord est loin d'être fait entre les chirurgiens.

Je ne veux pas m'occuper des grands traumatismes craniens avec enfoncements ou éclatements de la voûte, s'accompagnant d'écoulement de bouillie cérébrale ou d'hémorragie abondante dûe à une déchirure des sinus ou d'une artère méningée. Dans ces cas tout le monde est d'accord pour intervenir, enlever les esquilles, relever les fragments enfoncés, faire l'hémostase et le drainage.

Je laisse également de côté les indications que l'on peut tirer d'accidents localisés, mais survenant généralement un certain temps après l'accident, tels que : paralysies, aphasies, épilepsies jacksoniennes et dus soit à une lésion des centres nerveux par le traumatisme soit à une compression de ces centres par un hématome, ou enfin à des complications infectieuses.

Je ne veux m'occuper que du traitement immédiat, d'urgence des fractures du crâne avec accidents généraux graves et peu ou pas de lésions apparentes.

Si, sans me livrer à une érudition facile, je consulte quelques classiques, je constate que l'accord n'est pas parfait et qu'eux-mêmes ne paraissent pas très fixés sur l'opportunité de l'intervention ou de l'abstention.

Forgue et Reclus sont très catégoriques. Pour eux les symptômes diffus, surtout survenant immédiatement après le traumatisme contre indiquent toute intervention.

Gérard Marchand dans le traité de chirurgie de Duplay et Reclus dit :

« Le chirurgien constate une simple fissure du crâne sans enfoncement et sans symptômes localisés. Quelle conduite doit-il tenir ?

« L'expectation est ici permise à la condition de faire

une antisepsie rigoureuse. Si cependant il s'est écoulé un temps assez long entre le traumatisme et le pansement, si le chirurgien soupçonne une infection, il n'hésitera pas à pratiquer la trépanation qui facilitera la désinfection en ouvrant largement le foyer de la fracture. »

En présence d'une fissure étroite, saignant à peine sans phénomènes cérébraux localisés autres que la commotion cérébrale, Lejars conseille également de s'en tenir à l'asepsie de la plaie et à la réunion du cuir chevelu par quelques points de suture.

« C'est, dit-il, la pratique sage mais réservez toujours l'avenir surtout si le blessé est encore en puissance de commotion. »

Il n'admet l'évidement de la fissure de la table externe que si celle-ci est large, à bords inégaux, que le sang suinte abondamment entre les bords, ou que des cheveux, de la terre y restent interposés.

« Si la dure-mère est intacte et d'aspect normal, réunissez en laissant une lamelle de gaze aseptique. »

Ricard et Launay préconisent la même conduite.

En résumé pour ces auteurs, la commotion cérébrale parait contre indiquer toute intervention dans le cas qui nous occupe, et la trépanation ne serait légitime que pour parer à des complications infectieuses possibles.

Si la fissure s'étend à la base (saignements d'oreille et de nez, etc.), le foyer n'est plus opératoirement désinfectable et l'abstention doit être de règle.

Avant de prendre parti dans la question permettez-moi de vous résumer une observation en somme banale de fracture du crâne mais qui cependant me paraît intéressante.

Le 25 novembre 1902, à dix heures du matin, on porte à l'hôpital un homme de vingt-sept ans, qui venait de tomber dans la cale sèche d'une hauteur de dix mètres environ. Il était absolument sans connaissance, le pouls très faible, perdant en abondance du sang par deux plaies transversales du cuir chevelu, distantes de quatre ou cinq centimètres et situées à la partie portero-inférieure de la tête. Hémorragie abondante également par l'oreille gauche et le nez. Malgré le nom de cale sèche il y avait de l'eau dans l'endroit où il était tombé et ses vêtements étaient complètement trempés.

Ce blessé presque sans pouls, absolument froid, sans connaissance, nous semblait un moribond et nous lui donnions à peine quelques heures à vivre.

En l'examinant nous apercevons dans la plaie inférieure du cuir chevelu une très légère fissure de l'occipital paraissant se diriger vers la voûte du crâne et vers la base, certainement lésée ainsi que le démontrait l'hémorragie de l'oreille et du nez.

Pensant qu'il y avait peut-être derrière la fissure une déchirure d'un sinus ou d'une artère, on fait respirer au malade un peu de chloroforme pour faire cesser quelques mouvements incohérents de la tête et des membres. Puis avec la grosse fraise de Doyen je perfore le crâne au niveau de la fissure ; l'ouverture est agrandie à la pince gouge pour me permettre d'introduire le doigt entre la dure-mère et l'occipital.

La dure-mère paraît normale et sur la face interne de l'occipital je ne sens ni éclatement ni même la trace de la fissure. Cependant pendant cette exploration il me semble que la dure-mère est plus tendue et que les battements du cerveau sont beaucoup moins perceptibles qu'à l'état normal. Je me décide alors à inciser la dure-mère sur toute l'étendue de la trépanation. Il s'écoule une quantité considérable de liquide céphalo-rachidien sanguinolent, d'abord en jet puis ensuite en bavant. Quand l'écoulement paraît terminé, ne voyant pas de sang pur s'écouler par l'incision, je laisse tout ouvert et après nettoyage aussi sérieux que possible de l'oreille, je pense à plat. Je puis constater à ce moment que toute hémorragie a complètement cessé par l'oreille et le nez.

Bien qu'à ce moment-là le pouls paraisse un peu remonté, néanmoins je porte un pronostic fatal et cela à brève échéance. Aussi grande est ma surprise lorsque le lendemain matin je retrouve mon malade avec toute sa connaissance, ne souffrant pas de la tête et se plaignant seulement d'une contusion au niveau de l'épaule. On m'apprend alors qu'il était complètement revenu à lui vers les trois heures de l'après-midi, c'est-à-dire quatre ou cinq heures après l'intervention. Malgré une pneumonie survenue trois jours après, ce malade a complètement guéri.

Je dois dire que dans le cours de sa convalescence il eut des crises épileptiformes nocturnes qui se sont reproduites pendant une semaine environ et que quelques grammes de bromure ont fait rapidement disparaître.

J'ai rencontré ce malade jeudi dernier, il paraissait guéri, mais depuis huit jours, à l'occasion d'une première communion dans sa famille, il était dans un tel état d'ivresse qu'il m'a été absolument impossible d'obtenir de lui d'autres renseignements que l'assurance de son profond respect. Il m'avait promis de rester vingt-quatre heures sans boire et de revenir me voir. Serment d'ivrogne ! car je ne l'ai pas revu.

Je le regrette car il serait très intéressant de savoir s'il est complètement guéri et s'il n'éprouve plus aucuns troubles cérébraux autres que ce besoin vraiment exagéré de célébrer dignement les cérémonies religieuses.

Je suis convaincu que si j'avais suivi ce que Lejars dit être « la pratique sage », c'est-à-dire si je m'étais contenté de faire l'asepsie des deux plaies du cuir chevelu et de l'oreille et un nettoyage illusoire du pharynx, mon malade serait mort. Et il ne serait pas mort d'infection ; il serait mort avant que l'infection n'ait eu le temps de se produire de commotion cérébrale due à la compression.

Je suis convaincu que la commotion cérébrale, loin d'être une contre indication à une intervention, est au contraire une indication formelle d'opérer, car une de ses principales causes, en dehors des lésions importantes du système nerveux, est certainement l'exagération de tension du liquide céphalo-rachidien.

Il n'y a pas longtemps, Tuffier, étudiant le liquide céphalo rachidien retiré par ponction lombaire chez les traumatisés du crâne, concluait qu'une teinte plus au rougeâtre de ce liquide était un signe de fracture du crâne et remarquait que les malades ponctionnés éprouvaient après un véritable soulagement. Au lieu de la ponction lombaire, qui ne donne jamais qu'une quantité toujours restreinte de liquide qui cesse de s'écouler lorsque le trocart est retiré, l'ouverture large des méninges, au niveau de la fracture, permet une décompression complète et durable du système nerveux. Chez mon malade l'écoulement de liquide céphalo-rachidien sanguinolent a duré pendant deux jours. Le troisième jour, le cerveau s'est accolé à l'incision de la dure-mère et la cicatrisation a commencé.

En outre, la décompression a fait cesser immédiatement l'écoulement de sang par l'oreille et le nez ce qui diminuait déjà les chances d'infection par la fissure de la base. L'ouverture des méninges assurait le drainage du système nerveux et des observations nous montrent que le liquide céphalo-rachidien peut s'écouler par une fistule consécutive à une trépanation et cela pendant plusieurs semaines voire même plusieurs années sans s'infecter et rester clair et limpide.

Donc la trépanation au niveau de l'occipital assure la

décompression immédiate du système nerveux et le drainage à un point déclive.

La clinique nous montre que les fractures du crâne s'accompagnant de lésions complexes, telles que enfoncements, esquilles, déchirures de la dure-mère et même lésions des circonvolutions, lorsque, bien entendu, ces dernières ne sont pas très étendues, guérissent plus vite et mieux que les fractures fermées si la complexité même des lésions nous oblige à intervenir et à enlever des esquilles ou des fragments de crâne.

Il y a quelques années on amène à l'hôpital un jeune homme qui avait reçu un coup de pied de cheval dans la région frontale. Ecoulement de sang abondant et aussi issue de substance cérébrale par une plaie contuse siégeant à la partie supérieure droite du front ; le blessé n'est pas complètement sans connaissance. La plaie frontale est agrandie et l'on retire un éclat d'os irrégulier ayant à peu près les dimensions d'une pièce de cinq francs, et dont l'extrémité inférieure enfoncée avait déchiré la dure-mère et écrasé un peu le cerveau. Le lendemain le blessé allait bien et au bout de quatre semaines il était complètement guéri.

Plusieurs mois après, le même garçon reçoit encore un coup de pied de cheval sur la tête. Pas de lésions des parties molles, pas de signes de fracture de la base. On le porte à l'hôpital sans connaissance. On n'intervient pas et il meurt trois jours après sans avoir repris ses sens.

Un autre jour, un homme tombe sur la tête, à fond de cale d'un navire, d'une hauteur de huit mètres environ. Il présente au niveau de l'occipital une vaste plaie contuse du cuir chevelu et une fracture comminative avec enfoncement des fragments. Par la fracture, du sang s'écoule en abondance. Les fragments sont enlevés et on peut alors constater une déchirure de la dure-mère et du sinus longitudinal. L'hémostase est assurée par la suture du sinus au moyen de quelques points passés à la Lembert. Pansement à plat. Malgré une perte de sang considérable le malade guérit sans incidents.

Je n'ai pas pu avoir de renseignements sur son état actuel, si ce n'est qu'il travaille à Rouen.

Il serait cependant très intéressant de savoir si depuis trois ans il ne se ressent plus de son accident. C'est qu'en effet l'avenir des blessés ayant eu un traumatisme grave du crâne pour lequel on n'est pas intervenu et qui a provoqué un état de commotion cérébrale qui a duré quelques jours est généralement assez sombre. Pour ma part, je connais un certain nombre de traumatismes graves guéris sans intervention mais qui ont laissé à leur suite des infirmités plus ou moins complètes. Et je ne parle pas d'accidents localisés tels que épilepsies jacksonniennes, aphasies, paralysies diverses que l'on a l'espoir de pouvoir guérir par une intervention mais bien d'accidents diffus tels que : cephalées violentes, vertiges, amnésie passagère, ramollissement qui dénotent une dégénérescence du cerveau tout entier.

Un jeune homme, dans une course de bicyclettes, fait une chûte sur la tête. Il reste plusieurs jours dans un état grave et finit par guérir. Depuis, souffre très fréquemment de la tête, a des moments d'absence. Incorporé plus tard dans l'artillerie de forteresse il avait tellement peur de l'ébranlement nerveux que provoquait chez lui le tir du canon qu'il avait été sur le point de déserter pour s'y soustraire. On a dû le faire passer dans une section de secrétaires d'Etat-Major.

A la suite également d'une chûte violente de bicyclette, un jeune homme de vingt ans entre à l'hôpital de Dieppe le 20 octobre 1901 avec une plaie contuse au sourcil gauche. Il reste pendant quatre jours dans un état grave, sans connaissance, avec ralentissement notable du pouls.

Au bout de dix jours il peut être transporté chez lui. Depuis il a conservé des troubles de la mémoire et se plaint fréquemment de maux de tête. Il n'est capable que de se livrer à un travail très peu pénible et a besoin de beaucoup de ménagements.

Un maçon, il y a une douzaine d'années, reçoit, dans un puits, une brique sur la tête d'une hauteur d'une dizaine de mètres. Il est relevé sans connaissance et transporté chez lui. Il ne présente qu'une petite plaie contuse sur le sommet du crâne. Après deux jours de stupeur il guérit et quelque temps après peut reprendre son travail. Mais bientôt des phénomènes paralytiques diffus s'installent peu à peu ; puis de la difficulté de la parole, un tremblement considérable des membres supérieurs simulant un peu celui de la paralysie agitante mais augmentant pendant des mouvements comme celui de la sclérose en plaques, de l'amnésie, etc. Au bout de deux ans il est incapable de se livrer à aucun travail et à présent est plongé dans un gâtisme presque complet.

Il y a seize mois, on porte à l'hôpital un homme de quarante-cinq ans tombé sur le pont d'un navire d'une hauteur de deux mètres. La tête a porté sur un panneau en fer.

Il ne présente aucune plaie mais est absolument sans connaissance et reste ainsi dans un état grave pendant deux jours. Le second jour apparaît une ecchymose sous-conjonctivale qui démontre l'existence d'une fracture de la base. Cet homme guérit mais actuellement c'est un type de ramolli. Il est devenu obèse, n'a plus aucune force physique ; pas de mémoire, des moments complets d'absence. Perte de la sensibilité, de l'odorat, du goût. Le moindre effort provoque des maux de tête violents et des vertiges. Il est incapable de tout travail.

Que se produit-il exactement à la suite de ces traumatismes du crâne sans lésions apparentes? Je me demande s'il ne s'agit pas de phénomènes de dégénérescence du genre de ceux qu'on observe au niveau des cordons médullaires à la suite de simple compression de la moëlle.

En résumé, j'attribue la commotion cérébrale, sans lésions bien entendu du cerveau, à l'exagération de la tension du liquide céphalo-rachidien.

La commotion cérébrale, loin d'être une contre indication à la trépanation, est une indication formelle.

La trépanation doit s'accompagner de l'ouverture des méninges pour assurer l'écoulement facile et continu du liquide céphalo-rachidien, faciliter ainsi le drainage et prévenir le retour de la compression.

Cette intervention, excellente dans les fissures du crâne, me paraît aussi indiquée dans les fractures de la base sans lésions apparentes.

Elle constitue un excellent traitement des accidents immédiats et paraît dans une certaine mesure prévenir les accidents tardifs graves. A moins d'indications résultant du traumatisme et du siège de la blessure, elle devra porter sur l'occipital qui présente l'endroit le plus déclive du crâne.

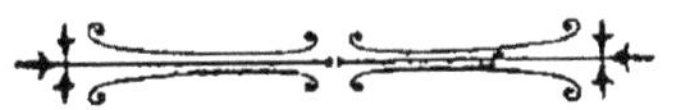

www.ingramcontent.com/pod-product-compliance
Ingram Content Group UK Ltd.
Pitfield, Milton Keynes, MK11 3LW, UK
UKHW020552230726
13925UKWH00006B/2550